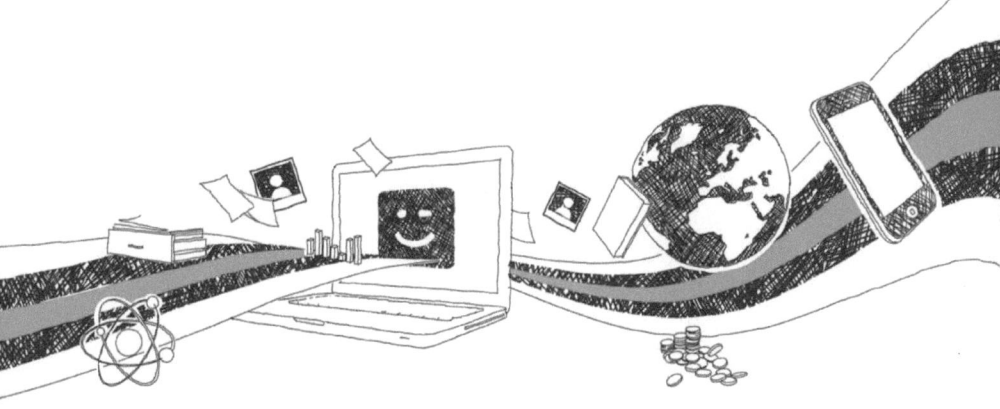
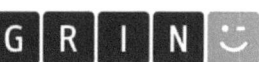

Bibliografische Information der Deutschen Nationalbibliothek:

Die Deutsche Bibliothek verzeichnet diese Publikation in der Deutschen National-
bibliografie; detaillierte bibliografische Daten sind im Internet über http://dnb.d-
nb.de/ abrufbar.

Dieses Werk sowie alle darin enthaltenen einzelnen Beiträge und Abbildungen
sind urheberrechtlich geschützt. Jede Verwertung, die nicht ausdrücklich vom
Urheberrechtsschutz zugelassen ist, bedarf der vorherigen Zustimmung des Verla-
ges. Das gilt insbesondere für Vervielfältigungen, Bearbeitungen, Übersetzungen,
Mikroverfilmungen, Auswertungen durch Datenbanken und für die Einspeicherung
und Verarbeitung in elektronische Systeme. Alle Rechte, auch die des auszugsweisen
Nachdrucks, der fotomechanischen Wiedergabe (einschließlich Mikrokopie) sowie
der Auswertung durch Datenbanken oder ähnliche Einrichtungen, vorbehalten.

Impressum:

Copyright © 2018 GRIN Verlag
Druck und Bindung: Books on Demand GmbH, Norderstedt Germany
ISBN: 9783346206428

Dieses Buch bei GRIN:

https://www.grin.com/document/583463

Rubi Mauer

Biologische Alternstheorien anhand von Modellorganismen. Grundlagen und Einflussfaktoren

GRIN Verlag

GRIN - Your knowledge has value

Der GRIN Verlag publiziert seit 1998 wissenschaftliche Arbeiten von Studenten, Hochschullehrern und anderen Akademikern als eBook und gedrucktes Buch. Die Verlagswebsite www.grin.com ist die ideale Plattform zur Veröffentlichung von Hausarbeiten, Abschlussarbeiten, wissenschaftlichen Aufsätzen, Dissertationen und Fachbüchern.

Besuchen Sie uns im Internet:

http://www.grin.com/

http://www.facebook.com/grincom

http://www.twitter.com/grin_com

Technische Universität Chemnitz

Fakultät für Human- und Sozialwissenschaften

Institut für Soziologie

Grundlagen der Gerontopsychologie, Seminar

2. Semester

Ausarbeitung zum Referat „Biologische Alternstheorien"

Grundlagen biologischer Alternstheorien des Menschen und Zusammenstellung einer Auswahl von Alternsforschung an Modellorganismen

Studiengang: Public Health, M. Sc., 2. Semester

Abgabetermin: 07.09.2018

Inhaltsverzeichnis

I

1   Einleitung

Biologische Alternstheorien beschäftigen sich u.a. mit Fragen nach dem Grund des Alterns, der menschlichen Lebensdauer und dem Sinn der langen Lebenszeit nach Beendigung der Reproduktionsphase. Wie lassen sich Fortpflanzung, Lebensdauer und Tod biologisch sinnvoll in die Evolution einordnen? Welche molekularen/physiologischen Aspekte sind essentiell für Altern und Tod. Für biologische Alternstheorien sind zwei Hauptfragen relevant: „Warum altern wir?" und „Wie altern wir?"

Dass wir immer älter werden können, die Lebenserwartung also steigt, ist zunächst eine positive Entwicklung. Leider steigt auch das Risiko für alterskorrelierte Risiken und Einschränkungen. Die Forschung untersucht daher auch gezielt Mechanismen des aktiven, gesunden Alterns. Wissenschaftler untersuchen an Tiermodellen biologische Grundlagen des menschlichen Alterns. Erkenntnisse über den im Zeitraffer alternden Killifisch gelten als Meilenstein der biomedizinischen Alternsforschung. An ihm wird der Einfluss einzelner Gene untersucht. Der menschliche Organismus kann DNA- Schäden reparieren, wobei sich aber nach mehrfachem Ablesen genetischer Informationen Fehler einschleichen, da immer eine Kopie von einer Kopie erstellt wird.

Das Immunsystem bekämpft Erreger und Keime, kann aber auch überschießend reagieren und dadurch zu Autoimmunprozessen führen, zum vorzeitigen Altern und der Entstehung von Erkrankungen wie Arteriosklerose, Diabetes oder Krebs beitragen.

Äußere Einflusse wie Nikotin, Alkohol, Zuckerstoffe und UV-Strahlen beeinflussen biologische Prozesse und selbst wenn es keinen dieser Faktoren gäbe, würde der Mensch altern. Die Ursache dafür ist hauptsächlich genetisch determiniert, weshalb sich auch die vorliegende Ausarbeitung mit einigen Studien in dieser Richtung befasst. Zu Beginn sind die wichtigsten biologischen Alternstheorien aufgeführt, um ein grundlegendes Verständnis für die jeweilige Theorie zu schaffen. Im zweiten Teil wird aktuelle Forschung an Modellorganismen auf Basis der allgemeinen biologischen Alternstheorien vorgestellt. Sie stellt eine Auswahl dar, es wird kein Anspruch auf Vollständigkeit erhoben.

2   Biologische Alternstheorien

2.1   Rate-of-Living-Therorie/Lebensratentheorie

Die Rate-of-Living-Theorie (dt. „Lebensratentheorie") ist ein Erklärungsmodell für das Altern von Organismen, die sich geschlechtlich fortpflanzen. Die Hypothese ist einer der ersten

1

Beiträge zur Alternstheorie und wurde 1928 von dem US-amerikanischen Biogerontologen Raymond Pearl aufgestellt. Sie basiert auf der Stoffwechseltheorie (1908) von Max Rubner. Nach Rubners Beobachtung verhält sich die Lebenserwartung eines Organismus umgekehrt proportional zu seiner massenspezifischen Stoffwechselrate. Das bedeutet, kleinere Tiere müssen, bezogen auf eine Körpergewichtseinheit, häufiger atmen als große Tiere. Das rate of living Konzept ist weiterhin bei Angehörigen einer Spezies aktuell. Im Artenvergleich trifft sie nicht unbedingt zu, da unterschiedliche Stoffwechselraten existieren (Rensing, L., & Rippe, V., 2014, S. 17). Zwei extreme Beispiele stellen die Spitzmaus mit niedriger Lebenserwartung von zwei bis drei Jahren und hoher Herzfrequenz (bis 1200 Schläge/min) sowie der Elefant mit hoher Lebenserwartung von bis zu 80 Jahren und niedriger Herzfrequenz (22-28 Schläge/min) dar.

Aus dieser Beobachtung ist die sogenannte „Maus-Elefanten-Kurve" entwickelt worden. Zusammen mit der von Jacques Loeb und John Howard Northrop gemachten Beobachtung, dass die Lebenserwartung von Taufliegen (*Drosophila*) mit abnehmender Umgebungstemperatur zunimmt, schloss Pearl, genau wie Rubner, dass sich der Grundumsatz umgekehrt proportional zur maximalen Lebenserwartung eines Organismus verhält. Raymond Pearl vermutete, dass die Lebenserwartung durch Zellbestandteile limitiert sei, die mit erhöhtem Stoffwechsel schneller abgebaut beziehungsweise beschädigt würden. In der Folge wurden verschiedene Abwandlungen der Rate-of-Living-Theorie aufgestellt. Es wurden zusätzlich andere, die Lebensdauer begrenzende Faktoren, postuliert. Beispielsweise die maximale Zahl an Herzschlägen, die ein Organismus im Lebensverlauf haben kann.

2.2 Radikaltheorie des Alterns

Mit der 1956 von Denham Harman als neue Alternstheorie aufgestellten Theorie der freien Radikale wurde eine Verbindung zu Pearls Theorie geschaffen. Harmans Theorie stellt die Fortsetzung der Rate-of-Living-Theorie dar. Je höher die Stoffwechselrate eines Organismus ist, umso höher ist dessen Atemfrequenz und somit die Aufnahme von Sauerstoff, der dann wiederum zu einer erhöhten Produktion reaktiver Stoffe (freier Radikale) in den Zellen führt. Diese freien Radikale führen nach Harmans Theorie zu einem beschleunigten Alterungsprozess.

Die Rate-of-Living-Theorie war für viele Jahre die führende Alternstheorie. Zahlreiche Experimente, beispielsweise die Kalorienrestriktion, welche später genauer erläutert wird, scheinen die Theorie zu bestätigen.

Einige Beobachtungen widersprechen allerdings der Rate-of-Living-Theorie. Sportliche Betätigung geht generell mit einer erhöhten Stoffwechselrate einher. Durch Sport verkürzt sich aber weder bei Ratten noch bei Menschen die Lebenserwartung. Bei Individuen einer Art gibt es daher offensichtlich keinen Zusammenhang zwischen massenspezifischer Stoffwechselrate und Lebenserwartung. Bei Mäusen und Taufliegen konnte keine Korrelation gefunden werden. Die Kalorienrestriktion scheint die Lebenserwartung zu erhöhen, reduziert aber nicht die Stoffwechselrate. Dennoch leben Vögel generell deutlich länger als Säugetiere vergleichbarer Größe, obwohl sie sich in ihrer Stoffwechselrate kaum unterscheiden.

Um wieder zur Radikaltheorie des Alterns zurückzukehren: Man fand also heraus, dass eine höhere Stoffwechselrate mit einer erhöhten Produktion von (Sauerstoff-) Radikalen einher geht, die ihrerseits Zellbestandteile schädigen. Die Produktion dieser Radikale und ihre destruktiven Auswirkungen wurden seither als essentielle Ursache des Alterungsprozesses gesehen und als „Radikaltheorie des Alterns" bezeichnet (Rensing, L., & Rippe, V., 2014, S. 17).

2.3   Calorie-Restriction-Theorie

Die Kalorien-Restriktionstheorie bildet den Anschluss an die Hormesis-Alterungs-Hypothese (Kernaussage: milder biologischer Stress aktiviert körpereigene Schutzmechanismen), wobei die Restriktion von Kalorien als analoger hormetischer Stressor gesehen wird. Die verminderte Aufnahme von Mikronährstoffen bei Vermeidung von Mangelerscheinungen zeigte unter Beobachtung verschiedener Spezies eine verlängerte Lebenserwartung. Mögliche negative Effekte bestehen aus herabgesetzter Fertilität und Veränderungen im Hormonhaushalt. Neben einer eventuellen Alterungsverzögerung werden ein vermindertes Auftreten von Diabetes mellitus, Tumorerkrankungen sowie neurodegenerativen Erkrankungen diskutiert (Ristow, M., Birringer, M., & Schulz, T., 2007). Aktuell untersucht man zwei Nahrungssensoren: die insulinähnlichen Wachstumsfaktoren I und II samt ihrer Membranrezeptoren und das target of rapamycin (TOR)-Protein. Es wurde an Modellorganismen bis hin zu Primaten geforscht. Auch Menschen hatten sich dazu entschlossen, unter medizinscher Beobachtung Langzeitstudien durchzuführen. Kalorienreduktion mit optimaler Nährstoffzufuhr sollte dabei das Ziel sein. Wie in Tiermodellen hatte die Restriktion Einfluss auf den hormonellen Status, somit auf den Stoffwechsel und soll präventiv wirksam sein gegen Diabetes mellitus Typ II, Arteriosklerose und Hypertonie (Heilbronn, L. K., de Jonge, L., Frisard, M. I., DeLany, J. P., Larson-Meyer, D. E., Rood, J., 2006). Ein Ernährungsverhalten, das Fettleibigkeit fördert, verringert nachweislich die mittlere Lebenserwartung. Trotz der positiven Effekte der kalorienreduzierten Ernährung kann man sie noch nicht uneingeschränkt empfehlen. Die Effekte müssen dazu noch in Bezug auf molekulare Wirkungen analysiert werden, um die dahinter stehenden Mechanismen zu verstehen. Diese Fragen versucht man derzeit durch Forschung an Modellorganismen, wie dem Fadenwurm, zu beantworten (Behl, C., 2016, S. 49).

2.4 Telomertheorie

Bei der Replikation der proliferierenden Zellen werden die DNA-Stränge, mechanisch bedingt, nicht verdoppelt. Fehlende Enden werden durch informationslose Enden wie eine Art Kappe (Telomere) ausgeglichen. Mit zunehmendem Alter, beziehungsweise Anzahl an Replikationszyklen, verkürzen sich diese schützenden Telomere, bis es zu Schädigung informationshaltiger Anteile des DNA-Stranges kommt. Ein Totalverlust der Telomere verursacht ein verändertes Verhalten der Chromosomen. Die Zellteilung stoppt und die Seneszenz (langsamere Teilung) der Zelle beginnt. Dadurch entsteht Gewebeverlust bis hin zum Versagen von Organen, womit auch die Funktionsminderung bzw. der Leistungsabfall von Geweben und Organen zu erklären wäre. Eine Akkumulation von Schäden findet man in der Tat vor allem in Zellen wie Nerven- und Muskelzellen, deren Reparaturkapazität geringer ist als die von proliferierenden Zellen, die vor allem für die Wundheilung wichtig sind. Schließlich setzt die Apoptose, der programmierte Zelltod, ein. Das Enzym Telomerase wirkt diesem Prozess entgegen, es ist jedoch nicht in somatischen Zellen vorhanden (Rensing, L., & Rippe, V., 2014, S. 42-44).

Die Apoptose als faszinierender biologischer Vorgang soll an dieser Stelle gesondert skizziert werden. Sie wird auch als "natürlicher Zelltod", "altruistischer Zelltod", "programmierter Zelltod", "zellulärer Selbstmord" oder plakativ als "Lizenz zum Töten" bezeichnet, bewirkt eine Schrumpfung und Deformation der Zelle, Kontaktverlust zu anderen Zellen sowie eine Vesikelbildung. Die Besonderheit besteht in der fehlenden Entzündungsreaktion, weil die Zellen durch die Apoptose einem nekrotischen Zelltod zuvorkommen. Intrazelluläre Makromoleküle werden nicht nach außen abgegeben, dadurch entsteht keine Entzündung und benachbartes Gewebe bleibt intakt. Makrophagen (Fresszellen) bauen funktionierende Teilbestandteile der Zelle (Organellen) ab und diese werden wiederverwendet. Die Apoptose als sinnvoller biologischer Mechanismus unterliegt einem sensiblen Gleichgewicht. Eine pathologische Steigerung bewirkt u.a. Organinsuffizienz, Transplantationsabstoßungen und Neurodegeneration. Eine pathologische Herabsetzung bewirkt hingegen u.a. persistierende Infektionen, Tumorbildung und Störungen der Embryonalentwicklung (Silbernagl, S., Lang, F., & Gay, R., 2009, S. 14).

2.5 Bedeutung der Gene und Proteine für das Altern

Es existiert die Annahme, dass das Erreichen des 85. Lebensjahres zu 20-30% genetisch determiniert ist. Gene beeinflussen zum einen den Alterungsprozess und damit auch die Lebensdauer. Beispielsweise gibt es Gene, die eine Entstehung von Arteriosklerose, Diabetes mellitus Typ 2 oder auch Demenz begünstigen können. Zum anderen können Gene direkt die Lebensdauer beeinflussen, ohne einen Einfluss auf die Alterung auszuüben. Dies trifft zum

Beispiel auf Genmutationen zu, die Mukoviszidose verursachen. Laut der antagonistischen Theorie des Alterns beeinflussen Gene wie „p53" und „mTOR" das Wachstum und die Reproduktion im jungen Alter positiv. Später jedoch verursachen sie Alterung und eine Verkürzung der Lebensdauer, weil der Selektionsdruck entfällt. Es gibt derzeit diesbezüglich noch keinen Erklärungswert für das Altern an sich (Rensing, L., & Rippe, V., 2014, S. 45-47).

Neben genetischen üben auch epigenetische Faktoren einen Einfluss auf das Altern aus. Dies ist möglich über eine Methylierung bzw. Demethylierung in bestimmten Genbereichen. Gene können nicht erschaffen oder vernichtet, sondern nur aktiviert oder deaktiviert werden. Eine epigenetische Veränderung geschieht nicht über Nacht, sondern durch langfristige innere und/oder äußere Einflüsse. Die Weitergabe solcher Veränderungen erfolgt über Zellteilung, meist aber nicht über die Keimbahn.

Eineiige Zwillinge unterscheiden sich am Anfang ihres Lebens nicht sehr in ihrem epi-(genetischen) Programm, auch wenn sie nie perfekt übereinstimmen. Im Verlauf des späteren Lebens differenzieren sie sich allerdings deutlich voneinander. Kaminsky et al. starteten Untersuchungen der DNA-Methylierung bei monozygoten Zwillingen. Sie fanden Unterschiede in allen analysierten Gewebearten. Daraus schlossen sie auf eine unterschiedlich starke Anfälligkeit für eine Krankheit bei monozygoten Zwillingspaaren. Um epigenetische Ursachen für bestimmte Krankheiten zu erforschen, könne man daher nach unterschiedlichen DNA-Methylierungen suchen (Rensing, L., & Rippe, V., 2014, S. 47).

2.6 Zusammenfassung

Altern und Lebensdauer werden nach derzeitigem Stand der Forschung durch folgende Komponenten bestimmt:

- Oxidative Schäden der DNA, Proteinen sowie Lipiden, insbesondere Schäden der Mitochondrien als sogenannte „Kraftwerke der Zellen" treten auf. Eine Akkumulation solcher Schäden findet sich vor allem in postmitotischem Gewebe wie Nerven- und Muskelzellen, welches wachsen und schrumpfen, seine Zellen aber nicht teilen kann.

- Eine Telomer-Verkürzung führt bei sich teilenden Zellen zur Instabilität des Genoms, welche Seneszenz und schließlich Apoptose verursachen kann. Von der Verkürzung dieser Chromosomenenden können auch Mitochondrien postmitotischer Zellen betroffen sein.

- Genveränderungen/-defekte beeinträchtigen Reparaturmechanismen geschädigter Zellen können Schutzwirkungen gegen freie Radikale herabsetzen und den

Stoffwechsel ungünstig verändern.

- Kalorienrestriktion bewirkt zumindest bei Modellorganismen eine längere Lebensdauer, wahrscheinlich bedingt durch den Insulin/Insulin-like growth factor-Signalweg. Eine erhöhte Aktivierung dieses Signalweges verursacht offenbar eine vorzeitige Seneszenz verschiedener Gewebe.

- Reaktive Sauerstoffspezies (ROS) und Stickstoffspezies (RNS) sind für Zellschäden verantwortlich, wobei die körpereigene mitochondriale Atmungskette die Hauptursache für ROS als Nebenprodukt darstellt. Die eigene zelluläre Abwehr kann mit Antioxidantien aus der Nahrung gestärkt werden.

- Ernährung und Bewegung sind weiterhin die wichtigsten Komponenten für einen gesunden Alterungsprozess (Rensing, L., & Rippe, V., 2014, S. 68).

3 Alternsforschung an Modellorganismen

Fadenwürmer, Hefepilze und Fruchtfliegen sind wohl die bisher wichtigsten und bekanntesten Modellorganismen zur Analyse biologischer Alternsprozesse. Die Auswahl hat sich jedoch mittlerweile sehr um einige Spezies mit sehr kurzer oder sehr langer Lebensspanne erweitert. Ein Modellorganismus- was ist das eigentlich? Modellorganimen sollen Aussagen über allgemeine Funktionsweisen möglich machen und für „das Ganze" der jeweiligen Theorie oder Fragestellung stehen. Sie sollen als Stellvertreter verschiedener Arten grundlegende biologische Prinzipien offenbaren.

Basisfunktionen von Zellen und ihrer DNA, welche die Merkmale des Lebens wie Atmung, Teilung etc. beinhalten, haben sich über die Evolution hinweg nicht wesentlich verändert. Molekulare Bestandteile wurden im stammesgeschichtlichen Verlauf auf verschiedenste Art und Weisen in Organismen eingebaut. Der Proteintransport, die Funktion von Nervenzellen oder biologische Prozesse bei der Ernährung beispielsweise sind bei sehr vielen Lebewesen erstaunlich ähnlich. Mittels Modellorganismen sollen begründete Annahmen über den menschlichen Organismus gefunden werden, ohne Experimente an ihm durchzuführen.

Nun ist nicht jedes Lebewesen als Modell geeignet. Wichtig sind eine einfache Züchtung, eine schnelle Teilung oder Reproduktion und eine leichte Handhabbarkeit. Zellen können im Gegensatz zu Tieren komplikationsloser im Labor gehalten werden. Weiterhin sollte das Modell nicht pathogen sein und ein möglichst übersichtliches Genom besitzen.

Für die Übertragbarkeit auf den Menschen sind Modellorganismen von Vorteil, die dem Menschen ähnlicher sind als einfache Bakterienzellen. Bäckerhefe *(Saccharomyces cerevisiae)* ähnelt einer menschlichen Zelle schon eher, lässt sich aber immer noch sehr einfach züchten und handhaben. Noch näher kommt dem Menschen die Schwarzbäuchige Taufliege *(Droso-phila melanogaster)* als vielzelliger Organismus mit differenziertem Gewebe und einem Nervensystem. Auch sie reproduziert sich schnell und ist daher als Modell für Genetiker, bei Forschungsfragen zur Vererbung, der Neurobiologie oder Embyonalentwicklung, sehr gut geeignet.

Der Fadenwurm *(Caenorhabditis elegans)* hat die Besonderheit der Zellkonstanz und hat wesentlich zur Erforschung der Apoptose beigetragen, weshalb er in der Alterforschung oft eingesetzt wird.

Eine absolute Übertragung von Forschungsergebnissen auf andere Modellorganismen oder den Menschen ist allerdings trotz großer biologischer Ähnlichkeiten, Baupläne und Prozesse nicht möglich. Vergleichende Studien unterschiedlicher Spezies werden Gegenstand zukünftiger Forschung werden. Hilfreich sind dabei genetische Datenbanken, die es mittlerweile für nahezu alle Modellorganismen gibt. Ganze Netzwerke von Genen lassen sich damit untersuchen.

In Zukunft wird es je nach Forschungsgegenstand neben den „traditionellen" auch sehr spezifische Modellorganismen geben. Das Spitzhörnchen *(Tupaia)* dient neben dem Menschen als einziges bekanntes Tier neben den Hominiden dem Hepatitis-B-Virus als Wirt und kann für diesen Forschungszweig ein typisches Modell werden. (Judd, B. H., 2001). Nachfolgend werden ausgewählte Modellorganismen mit ihrer Verwendung für verschiedenste Forschungsfragen im Rahmen biologischer Alternsprozesse vorgestellt.

3.1 Fadenwürmer auf Diät

Der Fadenwurm *(Caenorhabditis elegans)* ist einer der häufig analysierten Modellorganismen der Entwicklungsbiologie, da er einen sehr kurzen Lebenszyklus von 20 Tagen hat. Bei ihm ist ein Hormonrezeptor (Rezeptorprotein NHR-62) für den Zusammenhang zwischen Ernährung und Lebenserwartung verantwortlich. Kalorienrestriktion verlängert das Leben der Fadenwürmer um ca. 20%. Der spezielle Hormonrezeptor beeinflusst außerdem die Entwicklung zum adulten Tier. Eventuell regulieren ähnliche Hormone auch die Lebenserwartung des Menschen. Das Forschungsinteresse besteht hier in Hormonrezeptoren des Zellkerns, welche die Stoffwechselaktivität bestimmter Gene steuern. Bei aktiviertem Rezeptor-Gen lebt der Wurm mit Kalorienrestriktion 20-25% länger. Gesucht wird nun ein noch unbekanntes Hormon, welches NHR-62 beeinflusst, um den bisherigen Weg der verringerten Kalorienzufuhr umgehen zu können.

Diätkost wirkt sich auf eine Vielzahl an Genen aus. 3000 von 20000 Genen des Wurmes verändern sich, wobei 600 von NHR-62 gesteuert werden. Auch beim Menschen gibt es NHR-

62-ähnliche Rezeptoren, sogenannte HNF-4 alpha. Hier vermuten die Forscher eine Ähnlichkeit in der Gen-Kontrolle des maximalen Lebensalters.

Eine weitere Studie ergab, dass Würmer ohne den Hormon-Rezeptor NHR-8 länger in einem „jugendlichen" Status bleiben, dann aber früher sterben als Würmer mit diesem Rezeptor. NHR-8 ist am Cholesterol-Gleichgewicht des Organismus beteiligt, wodurch sich nicht nur die Steroidbildung des Fadenwurmes verändert, sondern auch der Fettstoffwechsel. Letzteres wirkt sich negativ auf die Lebenserwartung aus. Auch dabei vermuten die Forscher Ähnlichkeiten von NHR-8-Varianten und dessen Beeinflussung auf die körperliche Entwicklung und Lebenserwartung beim Menschen (Heestand, B. N., Shen, Y., Liu, W., Magner, D. B., Storm, N., Meharg, C., … Antebi, A., 2013; Magner, D. B., Wollam, J., Shen, Y., Hoppe, C., Li, D., Latza, C., … Antebi, A., 2013).

Die Akkumulation von DNA-Schäden und deren Folge, die Alterung, ist ein weiteres Forschungsgebiet. Hierzu wurden die Würmer mit DNA schädigendem UV-Licht bestrahlt. Im Laufe weniger Stunden ähnelten die bestrahlten jungen Würmer ihren viel älteren Artgenossen hinsichtlich Proteinen, Fetthaushalt, Stoffwechsel und Signalwegen. Sämtliche Zusammenhänge zwischen Stoffwechsel, Erhalt von Erbgut und Eiweißstrukturen und den Signalwegen, die den Alterungsprozess bestimmen, die in Vorläuferstudien nur in Einzelaspekten nachgewiesen wurden, sind in ein Gesamtbild eingeordnet. Die Forscher wollen Auswirkungen zellulärer Schäden und Hemmnisse für ein gesundes Alter besser verstehen. Die Übertragbarkeit auf den Menschen ist auch hier noch nicht gesichert (Edifizi, D., Nolte, H., Babu, V., Castells-Roca, L., Mueller, M. M., Brodesser, S., … Schumacher, B., 2017).

3.2 Taufliege und Arbeitsgedächtnis

Bald nach dem Genom des Fadenwurms hatte man auch alle Gensequenzen der Taufliege *(Drosophila melanogaster)* gefunden. Bei ihr läuft die Embryonalentwicklung in rasender Geschwindigkeit ab, nur 24 Stunden braucht sie dafür. Das machte sie zu einem sehr gut geeigneten Modellorganismus der Entwicklungsbiologie. Sie vermehrt sich schnell und lebt nicht lange, so können von den Forschern manipulierte Gene zeitnah in ihrer Wirkung beobachtet werden.

In jüngster Zeit erforscht man sogar das Arbeitsgedächtnis dieses kleinen Insekts. Auch bei ihr soll es eine altersabhängige Gedächtnisschwäche geben. Ein Protein, dass in Verbindung mit der Alzheimer Demenz auftritt, soll daran beteiligt sein. Dieses APP-ähnliche Protein nimmt bei der alternden Taufliege zu und verstärkt den Gedächtnisabbau. Das ist schon nach 30-40 Tagen der Fall, nach 60 Tagen erleiden sie einen kompletten Gedächtnisverlust. APP (Amyloid Precursor Protein) gibt es beim Menschen, das APP-ähnliche Protein der Taufliege wird ganz ähnlich von bestimmten Enzymen in Sequenzen gespalten. Wird dieser Spaltungsprozess unterdrückt, bleibt die Gedächtnisleistung erhalten. Die Stammbäume von Mensch und Drosophila zweigten sich vor 580 Millionen Jahren auf, das System der Gedächtnisregulation aber ist seit diesem Zeitpunkt konserviert. In Zukunft werden weitere Gedächtnisformen, wie das Langzeitgedächtnis, untersucht. Das APP-ähnliche Protein scheint jedoch bei ihnen allen eine Funktion zu haben und ist somit eine grundlegende Entdeckung (Rieche, F., Carmine-Simmen, K., Poeck, B., Kretzschmar, D., & Strauss, R., 2018).

3.3 Afrikanischer Killifisch - Altern im Zeitraffer

Der afrikanische Killifisch *(Nothobranchius furzeri)*, auch türkiser Prachtgrundkärpfling genannt, hat eine kurze Lebensspanne (ca. vier Monate) und sich schnell manifestierende Alterserscheinungen wie z.b. Demenz. Zudem ist sein Genom vollständig entschlüsselt. Er eignet sich daher hervorragend als Modellorganismus für die Erforschung von Alternsprozessen, da zelluläre Prozesse während des Alterns wie im Zeitraffer erfasst werden können. Forschende der Vetmeduni Vienna und Meduni Wien beobachteten, dass für die Zellzyklusregulation wichtige Histon-Deazetylasen (HDACs) bei alternden Fischen unzureichend produziert werden.

Die DNA ist mittels Proteinstrukturen spezifisch verpackt, dadurch können sie unter Mitwirkung chemischer Verbindungen ablesbar sein oder nicht, was einen direkten Zusammenhang zu epigenetischen Theorien zulässt. Die Ablesbarkeit ist nicht fixiert, sondern von externen Einflüssen wie Umweltbedingungen, Stress und auch dem Altern abhängig.

Bei alternden Killifischen geht die Zahl der verfügbaren HDACs zurück, doch gleichzeitig wird mit dem Protein p21 eine Hemmung des Zellzyklus eingeleitet. Da solche Befunde auch bei Mäusen vorliegen, vermuten die Forscher, auf einen evolutionär konservierten Mechanismus des zellulären Alterns gestoßen zu sein. Ein Hauptaugenmerk wird nun auf Wirkstoffstrategien gelenkt, die diesen Mechanismus gezielt bremsen können. (Zupkovitz, G., Lagger, S., Martin, D., Steiner, M., Hagelkruys, A., Seiser, C., ... Pusch, O., 2018).

Jenaer Forscher haben eine Genombibliothek von N. furzeri erstellt, welche Forschern weltweit zur Verfügung gestellt wird. Ein Katalog mit DNA-Fragmenten ermöglicht eine unbegrenzte Vermehrung der Killifisch-Genomabschnitte in Bakterien. Soll ein spezielles Gen untersucht werden, findet man es schnell in einer der öffentlichen DNA-Sequenzdatenbanken. Somit spart man große Mengen an Ressourcen ein, da im Labor keine Fische gehalten werden müssen (Harel, I., Benayoun, B. A., Machado, B., Singh, P. P., Hu, C.-K., Pech, M. F., ... Brunet, A. (2015).

3.4 Nacktmull als Methusalem unter den Nagetieren

Nacktmulle (*Heterocephalus glaber*) werden sehr viel älter als andere Nagetiere. In einer in der Fachzeitschrift *BMC Biology* veröffentlichten Studie wird sich auf eine evolutionäre Theorie des Alterns, die sogenannte „Wegwerfkörpertheorie" (Disposable Soma Theory of Aging) gestützt. Diese Theorie basiert auf der Annahme, dass einem Organismus begrenzte Ressourcen für Selbsterhaltung und Fortpflanzung zur Verfügung stehen. Arten, die vielen externen Gefahren ausgesetzt sind, investieren eher in die Reproduktion. Arten mit niedriger Mortalität aufgrund solcher Gefahren, erhalten ihren Organismus, leben gesünder und haben dadurch eine längerer Fortpflanzungsphase, wie es bei Nacktmullen der Fall ist. Die genetische und molekulare Ausstattung fortpflanzungsaktiver Nacktmulle wurde mit denen von Meerschweinen verglichen. Der Hauptunterschied während der sexuellen Reifung liegt darin, dass bei den Mullen molekulare Signaturen auftreten, die mit einer verlängerten Lebens- und Gesundheitsspanne verbunden sind. Bei Meerschweinchen hingegen verringern sich solche molekularen Netzwerke.

Zudem wurde das Lebergewebe von Mullen und Meerscheinchen analysiert, da das Sterberisiko bei den Mullen im Alter laut einer Vorläuferstudie nicht zunimmt. Auf molekularer Ebene scheint aber doch ein Alternsprozess stattfinden. Interessant für den Vergleich mit dem menschlichen Organismus ist die beim Altern stattfindende Beeinflussung der gleichen Proteingruppe in der Leber. Beim Menschen sind diese Proteine für den Abbau giftiger Substanzen verantwortlich. Hier scheint es einen Zusammenhang im Alternsprozess beider Spezies zu geben, der weiter untersucht werden wird (Bens, M., Szafranski, K., Holtze, S., Sahm, A., Groth, M., Kestler, H. A., … Platzer, M., 2018).

3.5 Graumull mit Langlebigkeits-Gen

Auch der Graumull (Fukomys damarensis) zählt zu den langlebigsten Nagetieren überhaupt. Die Fachzeitschrift PLoS Genetics publizierte eine Studie, in der die Langlebigkeit beeinflussende Gene zwischen lang- und kurzlebigen Nagetieren untersucht wurde. Mäuse oder Ratten etwa leben ca. zwei bis drei Jahre, Mulle zwischen 20-30 Jahren. Diese Tatsache inspirierte die Forscher, „Langlebigkeits-Gene" zu identifizieren, 250 waren es letztendlich. Für diese Gene mit beispielsweise Namen wie RHEBL1, AMHR2, PSMG1 oder AGER wurde bei langlebigen Spezies eine Hypoaktivierung, bei kurzlebigen Spezies hingegen eine Hyperaktivierung nachgewiesen. Beim Menschen sind genau diese Gene zwar nicht mit dem Alternsprozess, wohl aber mit Krankheitsanfälligkeit (Krebs, Alzheimer-Demenz) verbunden. Dadurch ist die Forschung an den Graumullen auch für den Menschen von Bedeutung, denn wir teilen 85% der

Gene miteinander. Es zeigte sich außerdem, dass die Mulle auf spezifische Art und Weise mit den „freien Radikalen", der Zellatmung und der Proteinherstellung umgehen. Hier zeigt sich eine mögliche „Janusköpfigkeit" der genetischen Funktionen: Gene, die bei einem Tier für schnelles Wachstum sorgen, verursachen später ein beschleunigtes Altern sowie eine kurze Lebensspanne, denn sie können nicht mehr ganz deaktiviert werden und schaden so dem Lebewesen. In langlebigen Organismen bleiben diese Gene während des Wachstums eher unteraktiviert; sie wachsen langsamer, werden allerdings älter. Weitere Forschung wird zeigen, ob sich für den Menschen Erkenntnisse für ein längeres und/oder gesünderes Leben ergeben (Sahm, A., Bens, M., Szafranski, K., Holtze, S., Groth, M., Görlach, M., ... Platzer, M., 2018).

3.6 Mäuse mit Gen-Schalter

Viele Forschungsfragen beschäftigen sich mit kalorienarmer Kost, die den Alternsprozess aufhalten und somit altersbedingten Erkrankungen vorbeugen soll. Im Mausmodell konnte nun nachgewiesen werden, dass der Genschalter C/EBPß-LIP den Alterungsprozess steuert. Wenn LIP fehlt, verlängert sich die Lebensdauer der Mäuse. Weiterhin steigert sich die körperliche Fitness im Alter, obwohl die Mäuse keine Diätkost bekamen. Dies war auch bei Fliegen, Würmern und Fischen in anderen Studien der Fall. Das ganze Leben lang eine Dauerdiät zu halten ist aber sicher nicht für die Mehrheit der Menschen vorstellbar.

Vielleicht unterstützt das Wissen über Auswirkungen von Kalorienrestriktion auf das Altern/die Gesundheit eine positive Einstellung gegenüber verändertem Essverhalten. Entsprechendes Wissen über beeinflussende Gene könnten zusätzlich helfen, neue Interventionsansätze zu schaffen, die alterskorrelierte Krankheiten hinauszögern.

Forscher haben in früheren Studien nachgewiesen, in welcher Art und Weise der Eiweißkomplex mTORC1 den Genschalter C/EBPß nutzt, um den Stoffwechsel von Mäusen zu steuern: C/EBPß gibt es in einer kurzen Variante (LIP) und einer langen (LAP). Ist mTORC1 hoch aktiviert, wird verstärkt die LIP-Variante gebildet. Durch eine verringerte Nahrungsaufnahme werden mTORC1 und LIP gesenkt. Wird die LIP-Variante nun künstlich unterdrückt, entstehen ein gesünderer Stoffwechsel, ein geringeres Körpergewicht und eine höhere Sensitivität für Insulin. Der Metabolismus dieser Mäuse verbessert sich ähnlich dem der nahrungsreduzierten Mäuse, ohne die dafür notwendige Diät.

Darüber hinaus bekamen die LIP-reduzierten Mäuse im Verlauf des Lebens seltener Krebs und Mausweibchen lebten 20% länger. Mausmännchen lebten nicht länger, aber gesünder. Neue Forschungsfragen beschäftigen sich nun mit therapeutischen Möglichkeiten, LIP zu senken und damit alterskorrelierten Krankheiten präventiv zu begegnen, ohne die Kalorienaufnahme senken zu müssen. Weiterhin sollen die geschlechtsspezifischen Unterschiede besser analysiert und verstanden werden. Der potentiell neue Ansatz ist mit der LIP-Senkung aber gefunden (Müller, C., Zidek, L. M., Ackermann, T., de Jong, T., Liu, P., Kliche, V., ... Calkhoven, C. F., 2018).

3.7 Bechsteinfledermäuse altern kaum

Bei den Bechsteinfledermäusen (Myotis bechsteinii) ist nicht wie bei den meisten Säugetieren die Mortalität am Anfang und in den letzten Lebensjahren am höchsten, sondern bleibt nach dem ersten Lebensjahr konstant auf einem Niveau. Sie altern scheinbar nicht. Die meisten kleinen Säugetierarten leben nicht lange, bekommen aber viel Junge, um ihre Gene weiterzugeben. Bechsteinfledermäuse jedoch sind klein, werden alt (ca. 20 Jahre), bringen nur ein Junges im Jahr zur Welt und altern kaum. Von 1000 Fledermausarten sind etwa 25% langlebig, sie sind aber nicht miteinander verwandt, also gibt es vermutlich andere evolutionäre Ursachen dafür. Eine Theorie für ihr langes Leben basiert auf der Herabsenkung der Körpertemperatur auf zwei bis zehn Grad sowie der Stoffwechselverlangsamung während des Winterschlafes. Dadurch entstehen weniger molekulare Schäden, ein schnelleres Altern wird verhindert. Alter, Größe und Jahreszeit haben kaum Einfluss auf den Alternsprozess, nur Naturkatastrophen beeinflussen die Mortalität und das Fortbestehen einer Gruppe Fledermäuse, da die Kolonien relativ klein sind und auf schwindenden Lebensraum (Totholzbäume) sensibel reagieren. Für eine sich schnell verändernde Umwelt sind sie nicht geschaffen (Fleischer, T., Gampe, J., Scheuerlein, A., & Kerth, G., 2017).

Aus den Flügeln der Tiere wurden Gewebeproben entnommen und Chromosomen untersucht, um der Langlebigkeit auf die Spur zu kommen. Wie in den Grundlagen dieser Ausarbeitung bereits erwähnt, verkürzen sich die Telomere bei jeder Zellteilung. Bei einer Mindestgröße der Schutzkappen altern Zellen und sterben ab. Bei den Bech-steinfledermäusen sah man jedoch keinen Unterscheid zwischen den Telomeren alter und junger Exemplare. Einen Grund vermuten die Forscher in „Telomerasen", welche die Telomere in Zellen, die sich häufig teilen müssen, wieder verlängern können. Leider reaktivieren auch Krebszellen Telomerasen, weshalb man sie nicht so einfach aktivieren kann und sollte. Der Trick der schon erwähnten Nacktmulle, trotz aktiver Telomerase keinen Krebs auszubilden, wurde noch nicht entschlüsselt. Die Bechsteinfledermäuse hatten laut Analyse keine erhöhte Telomeraseaktivität, es werden jedoch bestimmte Genaktivitäten mit Bauanleitungen für Proteine, welche mit anderen Molekülen die Erbgutketten-Enden stabilisieren, als Langlebigkeits-Grund vermutet. Das genaue Zusammenspiel ist noch nicht erforscht und man weiß auch noch nicht, warum es auch sehr alte Fledermausarten trotz schrumpfender Telomere gibt (Foley, N. M., Hughes, G. M., Huang, Z., Clarke, M., Jebb, D., Whelan, C. V., ... Teeling, E. C., 2018).

4   Fazit und Ausblick

Biologisches Altern beschreibt einen Teilaspekt des menschlichen Alterns. Es ist neben den Dimensionen psychologisches und soziales Altern einzuordnen. Das biologische Altern wird nicht mehr absolut als Abbau-, sondern mehr und mehr auch als Entwicklungsprozess verstanden, während dessen es Verluste, Gewinne, Stabilität und Instabilität in verschiedenen Bereichen geben kann. Menschen werden älter und sterben unvermeidlich- allerdings können alterskorrelierte Krankheiten und Einschränkungen immer weiter an das Lebensende geschoben werden (sogenannte Kompression der Morbidität). Es existieren so viele Alternstheorien, weil es eben nicht die eine Theorie gibt, die alles erklären kann. Vorliegende Ausarbeitung gibt einen kleinen Ein- und Überblick. Der großen Themenbereich der biologischen Alternstheorien, die so zahlreich sind, dass sie unterteilt werden in ultimate, proximate, Programm-, Schadens-, Fehler-, physiologische System-, sonstige und übergreifende Theorien mit mehreren Unterkategorien, würde den Rahmen dieser Arbeit sprengen. In der modernen Forschung an Modellorganismen wird mittlerweile auch mehr auf das Zusammenspiel verschiedener Theorien eingegangen. Wichtiger als harte Einteilungen scheint vor allem, natürliche Alternsprozesse von pathologischen zu unterscheiden, um gesundes Altern wahrscheinlicher zu machen. In persönlichen und psychologischen Parametern gibt es Zuwächse im Alter und es wäre wünschenswert, die doch eher von Verlusten gekennzeichnete biologischen Ebene auf einem Niveau zu halten, welches die Nutzung dieser Zuwächse in einem optimalen Rahmen ermöglicht.

LITERATURVERZEICHNIS

Behl, C. (2016). *Molekulare Mechanismen der Zellalterung und ihre Bedeutung für Alterserkrankungen des Menschen*. Berlin: Springer Spektrum.

Bens, M., Szafranski, K., Holtze, S., Sahm, A., Groth, M., Kestler, H. A., … Platzer, M. (2018). Naked mole-rat transcriptome signatures of socially suppressed sexual maturation and links of reproduction to aging. *BMC Biology*, *16*(1). https://doi.org/10.1186/s12915-018-0546-z

Eckert, R., Randall, D.J., Apfelbach, R., & Ganßloßer, U. (2002). Tierphysiologie: [jetzt mit Glossar]; 55 Tabellen (4., durchges. Aufl.). Stuttgart: Thieme

Edifizi, D., Nolte, H., Babu, V., Castells-Roca, L., Mueller, M. M., Brodesser, S., … Schumacher, B. (2017). Multilayered Reprogramming in Response to Persistent DNA Damage in C. elegans. *Cell Reports*, *20*(9), 2026–2043. https://doi.org/10.1016/j.celrep.2017.08.028

Fleischer, T., Gampe, J., Scheuerlein, A., & Kerth, G. (2017). Rare catastrophic events drive population dynamics in a bat species with negligible senescence. *Scientific Reports*, *7*(1). https://doi.org/10.1038/s41598-017-06392-9

Foley, N. M., Hughes, G. M., Huang, Z., Clarke, M., Jebb, D., Whelan, C. V., … Teeling, E. C. (2018). Growing old, yet staying young: The role of telomeres in bats' exceptional longevity. *Science Advances*, *4*(2), eaao0926. https://doi.org/10.1126/sciadv.aao0926

Harel, I., Benayoun, B. A., Machado, B., Singh, P. P., Hu, C.-K., Pech, M. F., … Brunet, A. (2015). A Platform for Rapid Exploration of Aging and Diseases in a Naturally Short-Lived Vertebrate. *Cell*, *160*(5), 1013–1026. https://doi.org/10.1016/j.cell.2015.01.038

Heestand, B. N., Shen, Y., Liu, W., Magner, D. B., Storm, N., Meharg, C., … Antebi, A. (2013). Dietary Restriction Induced Longevity Is Mediated by Nuclear Receptor NHR-62 in Caenorhabditis elegans. *PLoS Genetics*, *9*(7), e1003651. https://doi.org/10.1371/journal.pgen.1003651

Heilbronn, L. K., de Jonge, L., Frisard, M. I., DeLany, J. P., Larson-Meyer, D. E., Rood, J., … Pennington CALERIE Team, for the. (2006). Effect of 6-Month Calorie Restriction on Biomarkers of Longevity, Metabolic Adaptation, and Oxidative Stress in Overweight Individuals: A Randomized Controlled Trial. *JAMA*, *295*(13), 1539. https://doi.org/10.1001/jama.295.13.1539

Rensing, L., & Rippe, V. (2014). *Altern: zelluläre und molekulare Grundlagen, körperliche Veränderungen und Erkrankungen, Therapieansätze*. Berlin: Springer Spektrum.

Rieche, F., Carmine-Simmen, K., Poeck, B., Kretzschmar, D., & Strauss, R. (2018). Drosophila Full-Length Amyloid Precursor Protein Is Required for Visual Working Memory and Prevents Age-Related Memory Impairment. *Current Biology*, *28*(5), 817-823.e3. https://doi.org/10.1016/j.cub.2018.01.077

Ristow, M., Birringer, M., & Schulz, T. (2007). Prävention von Krankheiten und Steigerung der Lebenserwartung durch Kalorienrestriktion. *Aktuelle Ernährungsmedizin, 32*(3), 104-109. http://doi.org/10.1055/s-2007-970828

Judd, B. H. (2001). Experimental Organisms Used in Genetics. In John Wiley & Sons, Ltd (Hrsg.), *Encyclopedia of Life Sciences.* Chichester, UK: John Wiley & Sons, Ltd. https://doi.org/10.1038/npg.els.0000814

Magner, D. B., Wollam, J., Shen, Y., Hoppe, C., Li, D., Latza, C., ... Antebi, A. (2013). The NHR-8 Nuclear Receptor Regulates Cholesterol and Bile Acid Homeostasis in C. elegans. *Cell Metabolism, 18*(2), 212–224. https://doi.org/10.1016/j.cmet.2013.07.007

Müller, C., Zidek, L. M., Ackermann, T., de Jong, T., Liu, P., Kliche, V., ... Calkhoven, C. F. (2018). Reduced expression of C/EBPβ-LIP extends health and lifespan in mice. *ELife, 7.* https://doi.org/10.7554/eLife.34985

Sahm, A., Bens, M., Szafranski, K., Holtze, S., Groth, M., Görlach, M., ... Platzer, M. (2018). Long-lived rodents reveal signatures of positive selection in genes associated with lifespan. *PLOS Genetics, 14*(3), e1007272. https://doi.org/10.1371/journal.pgen.1007272

Silbernagl, S., Lang, F., & Gay, R. (2009). *Taschenatlas Pathophysiologie* (3., vollst. überarb. und erw. Aufl). Stuttgart: Thieme.

Zupkovitz, G., Lagger, S., Martin, D., Steiner, M., Hagelkruys, A., Seiser, C., ... Pusch, O. (2018). Histone deacetylase 1 expression is inversely correlated with age in the short-lived fish Nothobranchius furzeri. *Histochemistry and Cell Biology, 150*(3), 255–269. https://doi.org/10.1007/s00418-018-1687-4

BEI GRIN MACHT SICH IHR WISSEN BEZAHLT

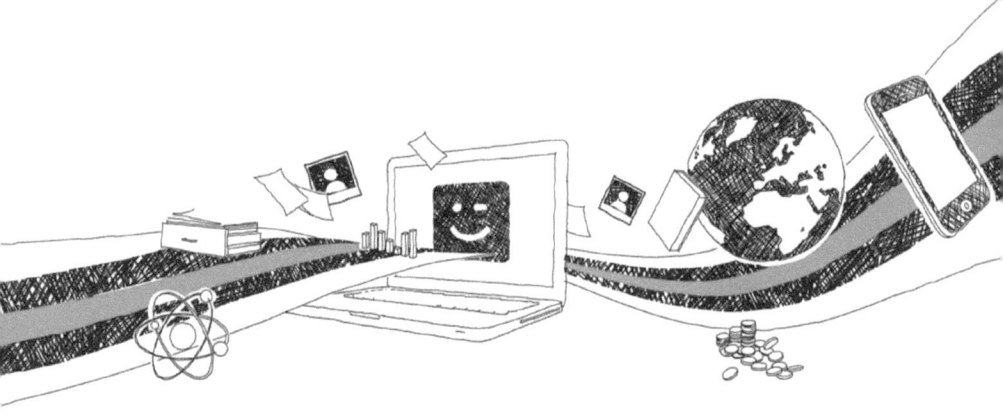

- Wir veröffentlichen Ihre Hausarbeit,
  Bachelor- und Masterarbeit

- Ihr eigenes eBook und Buch -
  weltweit in allen wichtigen Shops

- Verdienen Sie an jedem Verkauf

Jetzt bei www.GRIN.com hochladen
und kostenlos publizieren

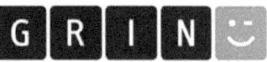